RECHERCHES EXPÉRIMENTALES

SUR LA

FERMENTATION AMMONIACALE

DE L'URINE

PAR MM. LES DOCTEURS

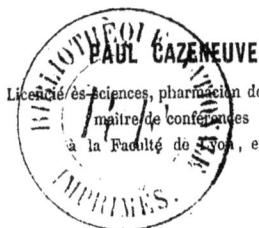

PAUL CAZENEUVE

Licencié ès-sciences, pharmacien de 1re classe,
maître de conférences
à la Faculté de Lyon, etc.

CHARLES LIVON

Professeur-suppléant à l'école de médecine
de Marseille,
Secrétaire-gén. de la société de médecine, etc.

DEUXIÈME MÉMOIRE

Laboratoire de M. LIVON. — École de médecine de Marseille.

MARSEILLE

TYP. ET LITH. BARLATIER-FEISSAT PÈRE ET FILS

RUE VENTURE, 19

1878

RECHERCHES EXPÉRIMENTALES

SUR LA

FERMENTATION AMMONIACALE

DE L'URINE

Dans un premier Mémoire (1), nous avons confirmé par une méthode nouvelle les idées de M. Pasteur sur les causes de la fermentation ammoniacale de l'urine. C'est en se fondant seulement sur des expériences faite *in vitro* que l'éminent chimiste avait affirmé que la transformation de l'urée en carbonate d'ammoniaque, qui a lieu parfois d'une manière en apparence spontanée dans l'urine, est en corrélation directe avec l'évolution physiologique d'un microphyte *(Torula urinœ* Pasteur et Van Tieghem). C'est dans le réservoir naturel de l'urine, dans la vessie, que nous avons suivi la fermentation ammoniacale de ce liquide. Bien que variant nos expériences, nous sommes constamment arrivés à des résultats identiques avec ceux de M. Pasteur. Nous avons particulièrement démontré que la fermentation ammoniacale de l'urine n'est pas due, comme le veut M. Frémy, à l'intervention d'une substance organisée fabriquée par nos tissus eux-mêmes, ou, comme le croit M. Béchamp, à des granulations vivantes à évolution mystique (microzymas).

Reste une question importante. On se rappelle les débats au sein de l'Académie de médecine (1874 et 1876). M. Poggiale

(1) *Revue mensuelle*, octobre 1877.

ne nie pas l'action de la torulacée; mais il se demande si aucune autre matière organique dont l'apparition serait liée à un état pathologique quelconque ne pourrait pas également transformer l'urée.

M. Bouley soupçonna le mucus, le pus, le sang, d'être les corps de délit. M. Verneuil rappelle des cas cliniques où le séjour dans la vessie s'accompagne toujours d'urines ammoniacales, bien que dans d'autres cas l'urine présente en revanche un caractère franchement acide. Le savant chirurgien se demande si les leucocytes ne peuvent pas être inculpés quelquefois de la transformation ammoniacale de l'urine.

N'a-t-on pas signalé le carbonate d'ammoniaque dans le sang? dit M. Dumas. Quoi d'étonnant de voir apparaître parfois les urines ammoniacales !

« Je n'ai pu prouver mathématiquement, répondait M. Pasteur, car cela serait impossible, qu'il faille absolument l'action d'un ferment pour déterminer l'altération des urines, et je n'ai jamais dit que l'urine ne pouvait pas s'altérer sous d'autres conditions, que je ne connais pas.

« Mais ce que j'ai affirmé, ce que j'affirme aujourd'hui avec bien plus de force (et M. Pasteur parle après de nombreuses expériences), c'est que, chaque fois que l'on a trouvé des urines ammoniacales, on y a observé en même temps la torulacée, que j'ai signalée et qu'a étudiée M. Van Tieghem. Il n'en est pas des sciences d'observation comme des mathématiques, et la démonstration rigoureuse d'une négation n'est pas possible; mais ce que je soutiens c'est qu'actuellement toutes les urines ammoniacales qu'on a examinées présentaient le ferment en question. Qu'arrivera-t-il demain? Trouvera-t-on une réaction chimique propre à l'économie, qui serait capable de transformer l'urée, qui partagerait cette propriété avec le ferment dont il s'agit? Je n'en sais absolument rien, ni personne en ce moment. Je ne sais qu'une chose: c'est que dans toutes les observations que j'ai faites et dans toutes celles qu'a faites M. Gosselin, depuis le jour où, devant l'Académie des sciences, à propos d'une note de MM. Gosselin et Robin, j'ai émis la conjecture que ce petit ferment était peut-être l'agent constant de l'état ammoniacal des urines, ma conjecture s'est vérifiée. »

La pathologie expérimentale, mise à contribution avec toute la rigueur d'analyse possible, doit seule trancher cette question de chimie physiologique.

Aux mois de septembre et d'octobre dernier, nous avons poursuivi nos expériences sur les chiens. Nous savons comment l'urine se comporte dans la vessie extraite de l'animal à l'aide d'une vivisection. Elle se concentre petit à petit dans la vessie, sans jamais subir d'altération. L'urée peut cristalliser contre les parois en aiguilles volumineuses.

Nous avons alors pratiqué des lésions rénales, des lésions nerveuses chez nos chiens, afin d'amener du sang dans les urines, ou de déterminer des ébranlements considérables dans l'accomplissement normal des phénomènes organiques.

On se souvient que, en 1874 (Compte rendu de l'Académie des sciences du 2 février), M. Lailler a prétendu qu'il rencontrait des urines alcalines et putrides chez les vieux lypémaniaques, dans la période ultime de la paralysie générale, dans le délire aigu. M. Lailler ne dit pas si cette urine était simplement alcaline ou ammoniacale, si la torulacée était absente de ces urines de maladies nerveuses. Les observations sont si délicates dans ces sortes de recherches, qu'il n'est pas étonnant que M. Pasteur ait souvent mis en doute la véracité des assertions de ses contradicteurs.

Nos lésions nerveuses pratiquées chez des chiens devaient avoir une certaine portée critique.

En administrant des préparations cantharidiennes à des chiens, nous avons déterminé des cystites, des troubles de nutrition dans le système uropoétique. Nous avons favorisé l'apparition de matières muqueuses albumineuses, à la suite des troubles portés dans la vie des épithéliums. Nous sommes allés au-devant, autant que possible, des processus morbides qui peuvent sembler favorables à l'altération de l'urée.

On se rappelle notre 6° et notre 7° expériences publiées dans notre Mémoire d'octobre (1). Nous faisons dans l'une une large

(1) *Revue mensuelle de médecine et de chirurgie*, octobre 1877, *in loc. cit*·

lésion du plancher du 4ᵉ ventricule chez un chien. Nous jetons, comme toujours, une ligature sur le prépuce de l'animal. Cinq heures après, nous enlevons la vessie. L'urine préputiale nous offre comme caractères l'alcalinité et la présence de l'albumine et du sucre. La vessie, qui pèse 43 grammes, est exposée sept heures à la température de 50°, puis vingt-quatre heures à l'air à la température de l'air ambiant (25°). Nous avions voulu aussi bien provoquer la génération spontanée des vibrioniens que déterminer la fermentation ammoniacale de l'urine, si tant était qu'elle pût être solidaire d'une altération nerveuse profonde.

Dans l'autre expérience, nous avons retiré du corps de l'animal, à la suite d'une lésion profonde du plancher du 4ᵉ ventricule, une vessie pleine d'urine du poids de 238 grammes.

Cette vessie est exposée pendant six jours à la température de 50°. Au bout de ce temps, nous incisons la vessie avec un instrument préalablement passé à la flamme. Nous trouvons un liquide alcalin sans aucun dégagement ammoniacal ni odeur putride.

Nous appelons particulièrement l'attention sur cette expérience. On sait que l'urée en présence des bases a une grande tendance à se transformer en carbonate d'ammoniaque. Pendant six jours, à 50° de température, en présence de l'alcalinité sodique de cette urine pathologique, la transformation n'a pas eu lieu. Inutile de faire remarquer, croyons-nous, que les matières animales avaient là une occasion singulièrement favorable de manifester leur activité.

Si nous avions élevé la température jusqu'à 100°, nous aurions sûrement décomposé notre urée ; mais nous serions rentrés dans la voie de décomposition chimique ordinaire de cette amide (l'urine seule à 100° hydrate l'urée, à plus forte raison si elle est alcaline).

Nous poursuivons nos expériences.

1ʳᵉ EXP. — Le 3 *octobre,* nous faisons une section de la moelle au niveau des vertèbres lombaires. Nous jetons une ligature

sur le prépuce. L'animal meurt dix heures après. Le lende-
main 4 octobre, c'est-à-dire quinze heures environ après la
mort, nous ouvrons l'animal et retirons la vessie, comme à
l'ordinaire (température 18°), Elle pèse 25 grammes ; l'urine
préputiale est acide. Nous abandonnons encore cette vessie à
la température de 25° pendant vingt-quatre heures.

Le 5 *octobre*, nous pratiquons une ponction. Nous ne trouvons pas de vibrioniens ni de torulacée. L'urine est acide et
normale.

Cet ébranlement considérable de l'organisme amené par la
section de la moelle, ce séjour de quinze heures de l'urine
dans le corps de l'animal, n'ont amené aucun changement
dans les caractères de l'urine.

2ᵉ EXP. — Le 6 *octobre*, nous prenons un nouveau chien.
A l'aide d'une aiguille à crochet, nous pénétrons dans le canal
rachidien et faisons une lésion de la moelle au niveau des
vertèbres lombaires. L'animal a le train postérieur paralysé.
Il vit trente-six-heures. Son urine a été constamment acide
et privée d'organismes. Sa vessie, recueillie par le procédé
ordinaire, ne nous a révélé aucune trace de fermentation
ammoniacale.

3ᵉ EXP. — Le 7 *octobre*, nous pratiquons sur un chien une
lésion rénale, afin d'emmener dans les urines du sang et du
pus s'il était possible. L'animal est lié étendu sur le ventre.
A l'aide d'une incision de 10 centimètres dans la région des
lombes, nous pénétrons jusqu'au rein, nous aidant du doigt
et de la sonde cannelée. Nous plongeons une aiguille à crochet dans la substance corticale et imprimons à l'instrument
un mouvement de bascule, afin de déchirer les tubes rénaux
capillaires et de provoquer une hémorraghie. Nous jetons des
points de suture sur la plaie dorsale. Le 8 au matin nous
lions le prépuce; huit heures après, nous enlevons la vessie
et l'abandonnons suspendue dans l'atmosphère du laboratoire pendant vingt-quatre heures. Nous remarquons au
bout de ce laps de temps que la vessie laisse sourdre à la

pression le liquide urinaire au niveau de la ligature. Cette dernière avait été mal faite, de telle sorte qu'un orifice de la grosseur d'une tête d'épingle permettait les rapports de l'air avec le liquide intérieur. Nous ajouterons que la surface environnant l'orifice était fortement humectée par le liquide urinaire.

Nous examinons l'urine, comme à l'ordinaire, à l'aide d'une ponction. Nous trouvons de grandes quantités de vibrioniens très-alertes, au milieu de nombreux globules sanguins. L'urine est albumineuse, acide et n'offrant aucune trace de putréfaction Nous n'avons pas trouvé de globules de torulacée.

Cette coïncidence d'un orifice par lequel les germes ont pu pénétrer dans la vessie, et la présence vérifiée des bactéries, nous firent rejeter bien loin l'idée d une génération spontanée. De nouvelles expériences étaient nécessaires.

4° ET 5° EXP. — Les 10 et 12 *octobre*, nous pratiquions une lésion rénale chez deux chiens, dans les mêmes conditions que précédemment. Dans les deux cas, nous eûmes une urine contenant des globules sanguins, légèrement albumineuse, normalement acide, mais sans trace d'organismes vivants. L'urine avait été, dans ces cas, complètement à l'abri des poussières atmosphériques.

Nous n'avons jamais déterminé d'abcès rénal, comme nous l'aurions voulu. A l'autopsie, nous n'avons constaté dans le rein lésé qu'un trajet ecchymotique au point de la lésion.

On voit, par ces expériences, que la présence du sang et de l'albumine dans une urine n'est nullement une cause de fermentation ammoniacale ou une source de spontéparité quelconque pour les organismes vivants.

6° EXP. — Dans cette expérience, nous avons cherché à provoquer une véritable cystite, un développement de mucus abondant, précisément afin de mettre la vessie dans les meilleures conditions possibles pour exercer son action sur l'urine.

Nous avons eu recours à la cantharide, qui exerce une action spéciale inflammatoire sur l'appareil génito-urinaire.

20 octobre. — Nous prenons un chien de taille moyenne ; à l'aide d'une sonde æsophagienne, nous injectons dans l'estomac 1 gramme poudre de cantharides mélangée à de la farine de maïs bouillie.

22 octobre. — Nouvelle injection stomacale de 1 gramme poudre de cantharides dans les mêmes conditions. Quelque temps après, vomissements et abattement. — Tête penchée vers le sol. — Bave filante s'échappant de chaque côté de la gueule. — Prostration. — L'animal reste étendu.

23 octobre. — Injection stomacale de 2 grammes poudre de cantharides. Un moment après, vomissements d'abord alimentaires, puis muqueux, filants, enfin bilieux. — Grande prostration..

24 octobre. = Injection stomacale de 3 grammes; une bonne partie est rendue par les vomissements. — Mêmes phénomènes que les jours précédents.

25 octobre, — Nouvelle injection de 1 gramme; l'animal ne rend au bout d'une heure qu'un peu de matières muqueuses filantes. — Grande prostration. — *Urines acides.* — L'animal présente en urinant un aspect anormal.

27 octobre. — Injection de 1 gramme; même état que les jours précédents; pas de vomissements. — Sensibilité de la verge.

30 octobre. — L'animal, laissé en repos depuis le 27 octobre, a repris son aspect naturel, mange bien et boit bien.

Nous avons constamment remarqué les urines acides dans cette période d'intoxication cantharidienne.

3 novembre. — Le chien reçoit une injection sous-cutanée de 8 centimètres cubes teinture de cantharides (4 centimètres cubes de chaque côté du thorax).

4 novembre. — 10 centimètres cubes sont injectés à peu près dans les mêmes régions.

5 novembre. — 10 centimètres cubes sont encore injectés.

6 novembre. — Santé très-altérée.

7 novembre. — Grande prostration. — Grand décollement de tout le côté droit. — Difficulté pour la marche. — Suppuration abondante. Vomissements.

9 novembre. — L'animal ni ne mange ni ne boit ; nous jetons une ligature sur le prépuce ; à 2 heures 50, la vessie est extirpée par notre procédé : elle est de grosseur moyenne ; il y a dans toute la région beaucoup plus de sensibilité que de coutume. — Les vaisseaux de la vessie sont très-turgescents. La vessie est suspendue dans le laboratoire jusqu'au 13, quatre heures du soir.

Elle est légèrement desséchée ; odeur animalisée. — Ponction comme à l'ordinaire. — *Urine acide et très colorée.* — *Cellules épithéliales nombreuses.* — *Granulations sans traces d'organismes vivants.* — *Toute l'urine est recueillie dans un verre.* — *Un mucus purulent occupe la moitié du verre.*

7ᵉ EXP. — Dans cette expérience, nous avons essayé de provoquer une rétention d'urine chez l'animal, et cela d'une façon toute artificielle.

Nous avons jeté une ligature sur le prépuce et laissé le chien livré à lui-même pendant trois jours. Kaupp a prétendu que la vessie distendue par l'urine en résorbe partiellement ses principes, et en particulier une certaine quantité d'urée. Notre procédé d'expérimentation devait amener un certain degré d'urémie, soit par résorption vésicale, si l'assertion de Kaupp est fondée, soit par arrêt d'écoulement dans les urétères sous l'influence de la pression intra-vésicale.

Au bout de 24 heures notre chien nous présente le prépuce fortement congestionné sous l'étreinte de la ligature. L'appétit est diminué ; l'animal est agité.

Au bout de 48 heures le prépuce est le siége d'une grande inflammation et laisse suinter quelques gouttes d'urine, lorsque l'animal fait de violents efforts de miction. Ces gouttes d'urine sont alcalines mais sans aucun dégagement de carbonate d'ammoniaque ; elles présentent au microscope, de nombreux leucocytes.

Au bout de 72 heures, l'inflammation du prépuce a augmenté avec menace de sphacèle. L'animal urine un peu plus facilement; il s'est fait un trajet malgré la ligature. Nous jetons aussitôt une nouvelle ligature sur le prépuce et pratiquons la vivisection.

Nous trouvons: urine préputiale alcaline et très-riches en leucocytes, sans trace de dégagement de carbonate d'ammoniaque.

L'urée est nullement altérée. L'urine intra-vésicale est acide avec tous ces caractères normaux.

Nul doute pour nous que le caractère alcalin de l'urine préputiale résulte uniquement de la réaction du pus produit dans l'inflammation du prépuce.

L'acidité de l'urine a été plus que saturée par le pus formé; de là la réaction alcaline dominante. L'urine intra-vésicale, qui n'a nullement subi l'action du pus, s'est présentée avec tous ses caractères ordinaires.

Bien des fois une urine purulente devra ainsi présenter ces caractères d'alcalinité dans les observations journalières de la pratique médicale ou chirurgicale.

Il faut bien se garder de confondre cette alcalinité sodique due à la présence du pus, avec l'alcalinité ammoniacale, due à la décomposition de l'urée.

8° EXP. — Dans cette huitième expérience nous avons cherché à jeter l'animal dans une sorte d'état cachectique, afin d'y rattacher, s'il était possible, l'hydratation de l'urée. Nous avouons avoir pratiqué là une expérience un peu d'aventures, sans raison théorique bien avouée. Une cellule débilitée, inanitiée, ne peut-elle pas exercer son action hydratante sur les produits eux-mêmes de la dénutrition, sur les excreta de cette autophagie forcée? L'expérience nous a prouvé que non.

Nous avons gardé à l'attache, pendant trois semaines, un chien que nous avons soumis à une diète absolue. Les huit premiers jours, cependant, nous lui avons donné de l'eau; les jours suivants il a été entièrement privé d'ingesta. Nous avons pratiqué la vivisection lorsque l'animal, arrivé à la dernière période de la prostration, ne pouvait plus se tenir debout.

L'urine était parfaitement acide et exempte d'organismes vivants.

Tirerons-nous des conclusions hâtives des expériences précédentes? Conclurons-nous que, en dehors du développement de la torulacée, l'urine intra-vésicale ne peut subir d'altération spontanée, et spécialement d'altération ammoniacale? Nous laisserons-nous aller à ces vues exclusives et étroites qui malheureusement trop souvent, en service, naissent d'ébauches d'expériences, ou d'expériences peu nombreuses, lorsque les faits complexes de la biologie imposent une investigation répétée et soutenue dans des sens variables, sous des formes multiples, pour toucher à quelque degré de certitude? Nous nous garderions de telle jactance. Notre but est de circonscrire le champ du débat, nous appuyant sur quelques données expérimentales sérieuses. Il s'agit pour nous de montrer les points tranchés et les points encore litigieux de ce fait de la fermentation ammoniacale des urines, si important, puisqu'il touche à une grave question de doctrine et ensuite intéresse tous les jours le chirurgien praticien.

M. Pasteur (1) constate que toutes les urines ammoniacales examinées présentent le ferment en question. L'éminent savant invoque la pratique journalière des chirurgiens, qui ont toujours constaté la torulacée dans les urines ammoniacales lorsqu'ils ont bien voulu exécuter un examen microscopique soigné? M. Gosselin apporte son témoignage. Que trouvera-t-on demain? M. Pasteur l'ignore; mais il croit utile de prémunir le chirurgien contre les dangers de cette torulacée, qui peut rester sur les sondes mal entretenues et par suite provoquer, à la suite du sondage, des altérations urinaires préjudiciables au malade.

Les expériences que nous avons faites sur les animaux nous

(1) Voir tous les débats qui ont eu lieu à l'Académie de médecine sur cette question importante des fermentations (comptes rendus, 1874 et 1876)

prouvent que s'il existe une réaction propre à l'économie vivante, susceptible de transformer l'urée en carbonate d'ammoniaque, cette réaction est bien difficile à provoquer. S'il est vrai que le sang puisse contenir du carbonate d'ammoniaque et l'éliminer par les urines, il resterait à prouver que ce carbonate d'ammoniaque provient de l'urée. D'ailleurs cette présence du carbonate d'ammoniaque dans le sang, dans certains cas d'urémie par exemple, suffit-elle pour donner à l'urine ce caractère franchement alcalin qui peut provoquer séparément dans la vessie des désordres organiques d'autant plus graves que la richesse alcaline augmente incessamment par la transformation continue de l'urée? Ce sont ces cas qui ont toujours montré à M. Pasteur le végétal microscopique fauteur des désordres.

Nos expériences prouvent assurément que ni le pus, ni le mucus, ni le sang n'ont d'action sur l'urée, comme M. Bouley serait tenté de le croire. Notre chien soumis à l'action de la cantharide, aussi bien que ceux qui ont eu les reins lésés, ont toujours présenté les urines acides, bien qu'ils aient du mucus purulent ou du sang dans cette excrétion.

Toutes nos expériences, exécutées à l'aide d'une méthode nouvelle, corroborent, nous ne saurions le répéter assez, les idées de M. Pasteur. Nous ne cesserons de proclamer assez haut l'opportunité des mesures que ce savant a conseillées dans la pratique chirurgicale, où trop d'esprits insoumis ne comptent pas assez avec les infiniment petits.

Si maintenant nous ne craignions d'aborder le côté spéculatif de la question, c'est-à-dire hasarder quelques vues sur les découvertes à venir, nous serions tentés de croire que l'on découvrira peut-être un jour des conditions pathologiques particulières propres à transformer l'urée en carbonate d'ammoniaque. Des troubles organiques provoqués à l'aide de moyens artificiels ingénieux, plutôt que l'évolution spontanée de certaines maladies, sembleraient favorables à cette solution. L'urée est, après tout, un principe assez altérable et ce n'est pas demander à l'organisme l'impossible d'opérer cette hydratation. Les hydratations ne sont-elles pas assez fréquentes dans les principes immédiats multiples qui circulent en solution dans nos humeurs? Pourquoi celle de l'urée dans certaines conditions ne s'effectuerait-elle pas? Ces conditions sont encore introuvées, nous l'avons dit et répété; sont-elles introuvables?

« Comme le disait, il y a peu de jours encore l'illustre Claude Bernard, il ne se passe pas, dans l'organisme, de phénomes hétérologues; les processus morbides regardés comme des entités ne sont que des formes exagérées ou diversements modifiées des processus normaux physiologiques. L'étude de la fièvre devient un chapitre de l'étude des phénomènes de calorification, considérés à l'état normal et à l'état morbide. La physiologie pathologique du diabète a pour base la physiologie de la fonction glycogénique et de la nutrition. »

Nous ajouterons ; le phénomène d'hydratation de l'urée ne sera-t-il pas aussi, un jour, un chapitre de l'étude de la fixation de l'eau sur les principes immédiats au sein de l'organisme?

Dans tous les cas, la solution du problème aura le simple mérite d'une portée philosophique générale sur la vie des cellules, sans avoir l'intérêt pratique tout résumé dans les conclusions de M. Pasteur que nous avons étayées de nouveaux faits. Ne nous est-il pas familier de voir des rôles identiques dévolus à deux cellules bien différentes en tant que se rattachant à des organismes complexes bien différents? Certaines cellules hépatiques fabriquent du glycogène; les cellules végétales fabriquent de l'amidon, bien voisin du glycogène, Que de principes immédiats fabriqués par les cellules végétales identiques à ceux fabriqués par les cellules animales! Les monades, les éléments unicellulaires échapperaient donc à la loi qui régit les organes les éléments poly-cellulaire? Assurément non: si la cellule de levûre de bière dédouble le sucre en acide carbonique et alcool, les matières azotées elles-même (gelatine, albumine, etc.), pourront agir de même, comme l'a démontré M. Berthelot (nous laissons de côté le degré d'activité fonctionnelle). Le mycoderma aceti, élément unicellulaire, fabrique du vinaigre ; certains polypes, agrégats de cellules, ont le même pouvoir. Il ne nous répugne pas d'admettre que, si la torulacée peut hydrater l'urée, certaines cellules animales qui opèrent avec facilité dans l'organisme les phénomènes d'hydratation exercent aussi cette influence vis-à-vis de l'urée.

Certaines cellules des *quercus* fabriquent du tannin, c'est-à-dire opèrent une synthèse. Un *cynips* fait une blessure au sein de ces cellules; l'activité de ces dernières en est accrue, exaspérée pour ainsi dire, et la production de tannin est bien plus considérable. Le rôle hydratant des cellules animales ne peut-il aussi, dans certaines circonstances, être exaspéré et s'exercer également sur l'urée? Pour l'instant ces circonstances échappent à l'observation et à l'expérimentation. Répondrons-nous de l'avenir? A l'heure actuelle, l'étude de la fermentation ammoniacale des urines a été poussée assez loin pour que nous puissions affirmer, avec M. Pasteur, que la *torula urinæ* a été, dans les cas observés jusqu'ici, la cause de l'altération ammoniacale de l'urine.

www.ingramcontent.com/pod-product-compliance
Lightning Source LLC
Chambersburg PA
CBHW050414210326
41520CB00020B/6593